NOTE

SUR QUELQUES POINTS

DE

L'HYGIÈNE HOSPITALIÈRE

EN FRANCE ET EN ANGLETERRE

PAR LE DOCTEUR

LÉON LE FORT

Prosecteur à la Faculté de médecine de Paris.

PARIS

VICTOR MASSON ET FILS

PLACE DE L'ÉCOLE-DE-MÉDECINE

1862

NOTE

SUR QUELQUES POINTS

DE

L'HYGIÈNE HOSPITALIÈRE

EN FRANCE ET EN ANGLETERRE

PAR LE DOCTEUR

LÉON LE FORT

Prosecteur à la Faculté de médecine de Paris.

PARIS

VICTOR MASSON ET FILS

PLACE DE L'ÉCOLE-DE-MÉDECINE

1862

EXTRAIT DE LA GAZETTE HEBDOMADAIRE DE MÉDECINE ET DE CHIRURGIE.

Paris. — Imprimerie de L. MARTINET, rue Mignon, 2.

NOTE

SUR QUELQUES POINTS

DE L'HYGIÈNE HOSPITALIÈRE

A propos du rapport de M. Gosselin, l'Académie, dans une de ses dernières séances, a soulevé une question plus importante que celle des résections articulaires, car elle est d'un intérêt plus général : celle de la construction, de la salubrité de nos hôpitaux, comparés à ceux de l'étranger, et des améliorations dont l'hygiène hospitalière est susceptible. J'ai pensé que, à défaut d'autre mérite, celui de l'opportunité ferait accueillir avec quelque intérêt le résultat d'observations faites à ce sujet dans les hôpitaux étrangers.

En 1858, désireux d'étudier *de visu* la chirurgie anglaise, et surtout la question des résections, dont les observations se multipliaient chaque jour, je suis allé passer cinq mois dans les hôpitaux de Londres. Certains faits m'y frappèrent vivement. Lorsqu'en 1859 je présentai à la Société de chirurgie un mémoire sur les résections du genou, je dus comparer cette opération à l'amputation de la cuisse ; mais, pour établir un parallèle aussi exact que possible, je devais prendre les faits d'amputation dans le même milieu que celui d'où provenaient les observations de résections articulaires.

La statistique comparée des amputations de cuisse en France et en Angleterre, me montra une différence inattendue et trop considérable entre la pratique anglaise et française. Prenant non plus la statistique de faits épars dans les journaux scientifiques, mais celle des hôpitaux seulement pendant un certain nombre d'années, je suis arrivé aux résultats suivants :

A côté d'un nombre de 485 amputations donnant en Angleterre 327 guérisons sur 162 morts ou 32,9 pour 100 de mortalité, la statistique de M. Malgaigne pour les hôpitaux de Paris donnait les chiffres de 201 amputations pour lesquelles il y eut 75 guérisons et 126 morts ou 62,6 pour 100 de mortalité, presque le double. Le premier, je crois, je cherchai à attirer le plus vivement possible sur ce point qui me parut d'une haute gravité l'attention des chirurgiens français ; l'année suivante, la thèse remarquable de M. Topinard sur les opérations et les pansements en Angleterre étendit la comparaison défavorable pour nous aux autres amputations. Je crus pouvoir rapporter cette différence à deux causes : *aux soins chirurgicaux*, c'est-à-dire au pansement, à l'alimentation, au régime des opérés ; *aux soins hygiéniques*, c'est-à-dire à la construction différente, à l'aménagement meilleur des hôpitaux anglais.

En 1859, la campagne d'Italie me permit de voir en détail les hôpitaux de Gênes et de Milan, auxquels je fus attaché pendant quatre mois, et me permit également de visiter ensuite, mais très rapidement, ceux de la Vénétie et du reste de l'Italie, à l'exception toutefois de ceux de Naples.

Ce que j'avais vu m'engagea à continuer cette étude et à retourner une troisième fois en Angleterre pour recueillir et compléter les matériaux d'un travail sur les hôpitaux, les écoles de dissection et les collections anatomiques ou anatomo-pathologiques en Angleterre, en Écosse, en Irlande, en Italie, en Hollande et en Belgique.

J'ai pu rassembler un certain nombre de matériaux, mais je ne puis même effleurer un sujet très vaste et qui exigerait de longs développements : celui de l'organisation de l'assistance publique et hospitalière à l'étranger, de ses ressources, des devoirs et des charges qui lui sont imposés, du mode de fonctionnement des hôpitaux au point de vue administratif et médical, de l'organisation des services de médecine et de chirurgie, de la manière dont se trouve dispensée l'éducation médicale. Sur tous ces points, des différences très grandes existent entre l'Angleterre et la France. Si c'est à Leyde que j'ai trouvé l'école de dissection la mieux appropriée à sa destination spéciale, c'est en Angleterre que j'ai trouvé les meilleurs hôpitaux, les plus vastes collections scientifiques.

Je n'entrerai dans aucun détail sur les hôpitaux d'Italie : le climat seul suffirait pour expliquer l'importance moindre qu'on doit attacher dans ce pays au chauffage et à la ventilation. Le grand hôpital de Milan dont on parle souvent, ne saurait être proposé comme modèle. C'est un vaste édifice élevé en 1456 par les ordres de François Sforza, duc de Milan, agrandi en 1797 et pouvant recevoir 2000 malades. La façade, admirable œuvre d'art par ses figures et ses bas-reliefs en terre cuite mérite seule d'être citée, car ses salles immenses, voûtées et renfermant chacune un nombre considérable de malades, ne me paraissent pas convenir à leur destination. — Le Naviglio, canal boueux, coule sur un des côtés de l'hôpital et devient une cause d'insalubrité.

Je me bornerai donc à donner quelques renseignements seulement sur les hôpitaux de l'Angleterre, de l'Écosse et de l'Irlande.

La différence dans les deux statistiques anglaise et française ayant été le point de départ de mes recherches et aussi celui de la discussion actuelle, il faut d'abord fixer son exactitude et sa valeur.

Pour ce qui regarde les résections, la statistique des hôpitaux ne pouvait me suffire ; je désirais avoir, autant que possible, celle de la pratique civile, et être fixé sur l'état définitif d'opérés guéris depuis longtemps. J'ai écrit à tous les chirurgiens anglais qui avaient publié des faits de résection du genou : tous m'ont répondu avec un empressement dont j'ai été vivement touché, et dont je suis d'autant plus reconnaissant que j'étais plus inconnu. J'ai pu avoir ainsi quelques faits non publiés et des renseignements postérieurs aux publications faites.

Quant aux statistiques d'amputation puisées dans les hôpitaux, elles doivent être considérées sous deux points de vue : leur exactitude, leur valeur. Pour ce qui concerne leur exactitude, il me suffira de dire que toutes les observations de presque tous les hôpitaux anglais, sont prises par des élèves chargés spécialement de cette fonction et rétribués à cet effet ; que ces cahiers, comme cela se faisait, dit-on, dans le service de Dupuytren, sont contrôlés par les chefs de service ; enfin, depuis quelques années, *The Medical Times and Gazette* publie le relevé trimestriel des opérations faites dans les grands hôpitaux d'Angleterre en donnant le nom du chirurgien, celui du malade, son âge, la cause, la nature et le résultat de l'opération ; tout cela très brièvement, mais d'une manière suffisante comme exactitude *numérique*. L'exactitude numérique des statistiques anglaises ne saurait être attaquée, je l'affirme sans hésiter ; ce que je dirai plus tard pourra faire apprécier leur valeur.

Or, comme résultat purement numérique, ces statistiques sont plus favorables que celles de nos hôpitaux. M. le docteur Steele, directeur de l'hôpital de Guy's à Londres, m'a envoyé un exemplaire de celle de cet établissement, relevée depuis 1854 jusqu'en 1860.

M. le docteur Mac-Ghie, directeur de l'infirmerie royale de Glascow, a bien voulu détacher d'un de ses registres et m'envoyer les feuillets concernant les opérations faites depuis 1846. M. Whitfield, directeur de l'hôpital Saint-Thomas, m'a envoyé celle de quelques amputations dans ces trois dernières années. La différence signalée plus haut pour les amputations de cuisse, se continue, comme on va le voir.

Hôpital de Guy's (Londres) : 107 opérés, 74 guéris, 33 morts, 30,8 pour 100 de mortalité ;

Hôpital de Glascow : 152 opérés, 71 guéris, 81 morts, 53,6 pour 100 de mortalité ;

Hôpital de Saint-Thomas : 20 opérés, 15 guéris, 5 morts, 25 pour 100 de mortalité.

On voit la différence entre ces chiffres et celui de 62 pour 100 donné par M. Malgaigne pour la mortalité des hôpitaux de Paris ;

Peut-être cette statistique est-elle meilleure pour nous dans ces dernières années ; j'aurais désiré m'en assurer ; mais je n'ai pu avoir en France ce que, bien qu'inconnu, j'ai si libéralement obtenu en Angleterre. L'administration à laquelle j'ai appartenu comme interne m'a refusé communication des documents. « Ces » documents, m'a-t-on répondu, n'ont été communiqués, d'ailleurs » fort rarement, qu'à des chefs de service ; la publicité qui leur » serait donnée aujourd'hui aurait peut-être des inconvénients et » pourrait éveiller des susceptibilités. » (Lettre du 23 février 1860.)

Pour apprécier la statistique à sa juste valeur, il faut tenir compte d'une différence dans les conditions sociales et hygiéniques antérieures des malades reçus dans les hôpitaux de Londres et de Paris.

Une différence profonde dans le caractère des deux nations distingue singulièrement l'Angleterre de la France. L'esprit d'association, l'initiative individuelle, le désir de s'affranchir aussi complètement que possible de la tutelle de l'État, de l'ingérence du gouvernement, dans tout ce qui n'est pas absolument de son ressort, ces qualités pour les uns, ces défauts pour quelques autres, se retrouvent surtout dans l'organisation hospitalière et médicale de l'Angleterre.

La charité privée, j'insiste sur ce point, soutient seule les dépenses énormes des hôpitaux anglais, l'État, la commune n'y interviennent pour rien. La taxe des pauvres n'est pas destinée aux hôpitaux.

La taxe des pauvres (poor rate) est une taxe votée chaque année par chacune des paroisses du royaume, pour le soutien des pauvres et des malheureux de ces paroisses, et quoique l'ensemble de cette taxe annuelle monte à plus de 100 millions de francs, pas un seul *penny* ne va aux hôpitaux. Elle sert à donner la nourriture des vêtements et un abri aux pauvres sans travail ou incapables de travailler par l'âge et les infirmités, à élever les enfants malheureux ou orphelins. Ces établissements où les pauvres résident quand ils ne peuvent travailler (poor house), ceux où ils demeurent quand ils peuvent se livrer au travail (work house), ont une infirmerie où sont placés les malades, mais ces infirmeries n'ont rien de commun avec les hôpitaux. Les asiles du pauvre reçoivent tous les malheureux sans abri et sans ressources ; les hôpitaux reçoivent ceux qui par maladie ou accident sont temporairement incapables de se livrer à leurs travaux. Ils sont entièrement soutenus par des contributions volontaires, c'est-à-dire des souscriptions annuelles, des dons, des legs d'argent, de terre, etc. Le revenu de deux ou trois seulement provient en partie de propriétés qui leur ont été données à l'époque de la suppression des monastères au temps de la réforme, mais ils sont en partie aussi soutenus par des contributions volontaires, et tous les autres le sont entièrement. Aucun ne reçoit la plus petite part du produit de la taxe des pauvres.

Avec cette ressource de la charité privée, ressource si grande en Angleterre, qui serait, je le crains, si faible en France, de grands établissements hospitaliers ont été construits.

Mais à côté de l'éloge doit se placer le blâme, car je n'ai pas à faire le panégyrique de l'Angleterre.

Les hôpitaux anglais sont élevés à l'aide de souscriptions, et, par une déduction logique, mais peu charitable du principe, ces hôpitaux n'appartiennent qu'aux souscripteurs. L'admission n'a lieu en général qu'à de certains jours de la semaine, et, pour être reçu, le malade a besoin de la recommandation d'un des souscripteurs, qui devient, suivant le chiffre de sa cotisation, gouverneur annuel ou à vie. Cette mesure, qui réglemente la charité à la façon de quelques-unes de nos sociétés dites de bienfaisance, semble toute naturelle en Angleterre; on ne saurait trop s'élever contre elle. La règle n'est pas absolue, j'ai pu souvent m'en assurer; elle n'est pas non plus générale à tous les hôpitaux, et cède *partout* devant l'urgence des secours; mais il n'en résulte pas moins que le malheureux sans ressources, sans appui, est trop souvent, en Angleterre, dans la même situation, que celle où se trouvent à

Paris les malades pauvres et étrangers au département de la Seine : les portes de l'hôpital sont administrativement fermées devant eux.

Où peut alors se faire admettre en Angleterre le malheureux sans abri et sans protecteur ? Au Poor House, et, s'il est malade, il entre à l'infirmerie, mais non à l'hôpital ; directement du moins, CAR LES POOR HOUSES *comptant presque partout au nombre des souscripteurs des hôpitaux y envoient leurs malades*. Où peut se faire admettre à Paris le malade pauvre, mais étranger au département? Nulle part.

On voit donc qu'il doit y avoir et qu'il y a une différence dans la condition sociale, et, par suite, dans la condition de santé antérieure des malades reçus dans les hôpitaux de Londres et de Paris. En Angleterre, c'est le système de l'association, de l'assurance mutuelle ; à Paris, l'assistance publique, qui puise une partie de ses ressources dans des impôts pesant sur la généralité, doit ses secours à tous les malades. A Londres, il est parfois difficile d'entrer à l'hôpital ; mais le séjour en est toujours gratuit. A Paris, l'administration a cru devoir faire payer ceux de ses protégés qui ne sont pas absolument sans ressources.

Elle renoncera bientôt, nous l'espérons, à cette mesure qui ne lui a rapporté en 1860, pour ses hôpitaux généraux, les seuls pour lesquels elle soit critiquable, que 45 301 fr. 80 c., sur un budget de dépenses de 21 297 341 fr. 38 c. Nous avons l'égalité devant la misère, nous devrions avoir l'égalité devant la maladie.

Dans la discussion ouverte à l'Académie, M. Davenne s'applique à démontrer que « le système des hôpitaux de Londres n'est en » rien comparable à l'organisation de ceux de Paris; qu'on ne » peut donc rien conclure logiquement du parallèle qui en a été » fait. Ainsi, les individus inscrits à la paroisse comme participant » à la taxe des pauvres n'y sont pas reçus, et on en exclut, autant » que possible, les sujets atteints de maladies incurables, comme » les phthisiques, et les individus atteints d'affections contagieuses, » telles que la rougeole, la scarlatine, la variole, etc. En vertu » de leur organisation, les hôpitaux de Londres ne reçoivent donc » que les malades qui leur conviennent et renvoient les autres au

» dispensaire, c'est-à-dire au traitement à domicile. On ne peut » nier que cette faculté ne doive diminuer singulièrement en » leur faveur les chances de mortalité, et cependant il résulte » d'un compte moral récemment publié par les administrateurs » de Guy's hospital que la mortalité, qui, en 1800, était dans cet » hôpital de 11,3 pour 100, s'élevait encore en 1860 à 9,1, » c'est-à-dire à un chiffre très peu différent de celui que consta- » tent pour Paris les comptes rendus par l'administration de l'as- » sistance publique. »

Il y a dans ces assertions plusieurs erreurs que nous tenons d'autant plus à relever, qu'elles n'émanent pas directement de M. Davenne, et qu'elles pourraient servir de prétexte à une fin de non-recevoir.

Dans la plupart des villes d'Angleterre que nous avons visitées, Manchester, Liverpool, Hull, Glascow, Edimbourg, il existe des hôpitaux appelés *infirmeries*, lesquels sont soutenus par des souscriptions volontaires, et reçoivent en même temps les malades de la paroisse, car la paroisse, comme souscripteur à l'infirmerie, a droit d'y envoyer ses malades. D'où viennent les autres? Ce sont, comme à Paris, des ouvriers, envoyés, soit par leurs patrons, soit par la corporation ouvrière, ou l'association de secours mutuels à laquelle ils appartiennent.

Il y a donc, en Angleterre, des hôpitaux absolument comparables, comme population, à ceux de Paris : ce sont les infirmeries. C'est pour cette raison et pour enlever tout prétexte à une fin de non-recevoir, que je prendrai surtout pour point de comparaison, l'infirmerie royale de Glascow (*Glascow, Royal infirmary*).

Les phthisiques, dit-on encore, les individus atteints d'affections contagieuses, ne sont pas reçus dans les hôpitaux. Il résulte du rapport fait à *Statistical Society on hospital statistics* de Londres, que le chiffre de la mortalité par la phthisie monte, dans les hôpitaux de cette ville, à 16 pour 100 de la mortalité générale. Le chiffre pour Guy's s'est élevé à 18 pour 100. Dans quelques hôpitaux seulement, les varioleux, les tuberculeux ne sont pas reçus ;

dans presque tous et dans toutes les infirmeries ils sont reçus, mais placés en général dans des salles spéciales (ce qui est une excellente mesure qu'on ferait bien d'adopter à Paris), et ces salles constituent souvent un service spécial qu'on appelle service des fiévreux.

Les hôpitaux, dit-on, ne reçoivent que les malades qui leur conviennent, et cette faculté diminue singulièrement en leur faveur les chances de mortalité. Les prémisses sont absolument vraies; la déduction est absolument fausse.

Le souscripteur, par cela même qu'il a payé, n'a pas, comme on semble le croire, le droit de placer à l'hôpital le malade qu'il lui plaît d'y envoyer. Le *médecin est seul juge* de l'opportunité de l'admission, et le directeur n'a pas, comme à Paris, le droit (exercé ou non, le droit, depuis quelques années, existe de par le réglement) de faire entrer de sa propre autorité, un malade à l'hôpital sans l'avis et même contre l'avis du médecin traitant. Les hôpitaux d'Angleterre reçoivent donc les malades qui leur conviennent; mais, comme les médecins et chirurgiens sont en Angleterre comme en France, ils ne se servent de cette faculté que pour recevoir les plus gravement atteints, ce qui ne saurait diminuer le chiffre proportionnel de la mortalité, et, d'après mes propres impressions, les hôpitaux anglais m'ont paru renfermer plus de malades graves que ceux de Paris. Cela du reste peut se comprendre par le plus grand nombre relatif de lits existant à Paris, par rapport au chiffre de la population. En donnant à Paris 1 500 000 habitants, comme nos hôpitaux renferment 7 172 lits, on a 1 lit par 209 habitants; à Glascow, il n'y a qu'un lit par 584. La différence est de plus de moitié au désavantage de Glascow.

Le malade peu gravement atteint, ou affecté de lésions chirurgicales qui n'empêchent pas la marche; celui enfin pour lequel le séjour de l'hôpital n'est pas absolument nécessaire, est renvoyé au traitement externe de l'hôpital, dont nous dirons plus loin l'organisation.

Il n'est pas, comme on l'a dit encore, « renvoyé au dispensaire,

» c'est-à-dire au traitement à domicile, » par la raison très simple que le traitement à domicile, excellente institution pour laquelle nous louons bien vivement l'administration de nos hôpitaux, n'existe pas à Londres, et nous ne pensons pas qu'elle existe dans aucune autre ville d'Angleterre.

De tout ce qui précède, on voit que, si on peut invoquer exceptionnellement une différence entre la population des hôpitaux français et anglais, surtout pour ceux de Londres, il ne faut ni l'exagérer, ni l'étendre à tous les établissements hospitaliers. Aussi la mortalité générale est à peu près la même qu'à Paris. Elle a été, à Guy's, pendant une période de six années, de 1 sur 10,8 malades; à Glascow, de 1 sur 13,3; à Paris, de 1 sur 7,01, chiffre descendant, pour Lariboisière, à 1 sur 8,73. Mais je n'insiste pas sur ces chiffres, qui portent à la fois sur la médecine et la chirurgie. La mortalité est plus faible en Angleterre, mais cela ne prouve rien, car les éléments de ces statistiques varieront, suivant qu'il y aura plus ou moins de blessés, plus ou moins de fiévreux. Il faut, pour qu'elles soient sérieuses, qu'on puisse comparer des termes semblables.

Je ne parlerai pas davantage de la statistique générale des salles de chirurgie, car elle variera avec la gravité des cas; je me contenterai seulement de relever une erreur ou plutôt un malentendu dans les chiffres donnés par M. Davenne : « Sans doute, dit-il, cette pro» portion (1 sur 19,56), qui représente un vingtième de décès sur » le nombre des opérés, est considérable. » Malades de chirurgie ne veut pas dire opérés, et ce chiffre de mortalité, après les grandes opérations, est bien autrement considérable à Paris, puisqu'il a été (de 1836 à 1841), non de 5 sur 100, mais de 56,3 sur 100, non *un vingtième*, mais plus de moitié.

Si la mortalité générale dans les hôpitaux de Paris et dans ceux de l'Angleterre est à peu près la même, la différence paraît et devient énorme lorsqu'il s'agit d'opérations, surtout d'opérations pour causes pathologiques. Il ne faut pas la nier, car elle existe; il faut chercher pourquoi des opérations qui réunissent à Londres échouent à Paris, pour modifier notre pratique si elle est mauvaise, pour modifier nos hôpitaux si leur construction et leur aménagement sont la cause de ces différences.

Quoi qu'il en soit, c'est aussi au point de vue de leur valeur qu'il faut examiner les statistiques, et il est évident qu'il y a inconvénient à mélanger les amputations pour causes traumatiques et celles pour causes pathologiques, car, dans un même hôpital, à Guy's, par exemple, les premières ont donné 70,3 pour 100 de mortalité, à peu près le même chiffre qu'à Paris, et les secondes 17,5 pour 100, nombre hors de toute proportion avec celui de 60 pour 100 indiqué pour Paris. On semble donc en droit d'invoquer ici une différence de pratique dans le cas d'amputations pour causes pathologiques; mais la même différence se constate encore si l'on consulte la statistique de la mortalité comparée de quelques établissements en Angleterre avec celle des hôpitaux de Paris.

Je prends pour exemple l'hôpital de Guy's, à Londres, dont M. Davenne a cité la statistique, et l'infirmerie royale de Glascow. Celle-ci est absolument comparable à celle de nos hôpitaux, car cette établissement a reçu, en 1860 par exemple, et sur un total de 4652, 111 malades, complétement privés de toutes ressources, sans asiles, sans protecteurs, venant des institutions suivantes : *City poor house, House of refuge, Night asylum, Model lodging house, Barnhill poor house, Govan poor house, Boy's house of refuge.*

On n'invoquera pas sans doute, pour expliquer la différence de mortalité, la clémence du climat de Glascow; cette ville est, de toute l'Angleterre, celle où il tombe le plus de pluie; un proverbe du pays, qu'on nous pardonnera de citer, en fait foi : « A Greenock (port de Glascow), il pleut toujours, excepté — quand il neige. » Outre ses mines de houille et de fer, Glascow est entourée d'ateliers et de forges, car il se construit plus de bateaux en fer dans cette ville seule, que dans tout le reste de l'Angleterre.

Comparons donc des choses comparables, et voyons le résultat des grandes opérations à Glascow et à Paris :

	GLASCOW R. INFIRMARY. 1846-1860.		GUY'S HOSPITAL. 1854-1860.		PARIS. 1836-1841.	
	Guéris.	Morts.	Guéris.	Morts.	Guéris.	Morts.
Epaule traumatique	20	13	»	3	»	7
Epaule pathologique. . . .	»	5	»	»	3	3
Bras traumatique..	33	13	14	8	13	17
Bras pathologique.	19	14	3	»	37	24
Avant-bras traumatique . .	38	9	12	1	8	3
Avant-bras pathologique. .	19	1	11	1	12	5
Hanche traumatique. . . .	»	2	»	»	1	»
Hanche pathologique. . . .	1	2	»	»	»	»
Cuisse traumatique	13	21	8	19	13	34
Cuisse pathologique. . . .	58	60	66	14	61	92
Genou traumatique	»	2	»	»	»	2
Genou pathologique. . . .	»	1	»	»	»	1
Jambe traumatique	25	25	»	13	29	50
Jambe pathologique. . . .	46	24	23	7	58	55
Cou-de-pied traumatique. .	7	2	»	»	»	»
Cou-de-pied pathologique..	26	5	2	»	»	»
	285	199	139	66	235	303

Si, à l'aide de ces chiffres, on cherche à comparer quelle est pour 100 opérés la proportion de la mortalité, on arrive aux résultats suivants :

Mortalité pour 100 amputés.

	GLASCOW INFIRMARY. 1846-1860.	GUY'S. 1854-1860.	PARIS. 1836-1841.
Epaule traumatique.	39,3	100,0	100,0
Epaule pathologique.	100,0	»	50,0
Bras traumatique.	28,2	36,3	56,6
Bras pathologique.	42,4	»	39,3
Avant-bras traumatique.	19,1	7,6	27,2
Avant-bras pathologique.	5,0	8,3	29,4
Hanche traumatique.	100,0	»	100,0
Hanche pathologique	66,6	»	»
Cuisse traumatique.	61,7	70,3	72,3
Cuisse pathologique.	50,8	17,5	60,1
Genou traumatique.	100,0	»	100,0
Genou pathologique.	100,0	»	100,0
Jambe traumatique.	52,8	54,1	63,2
Jambe pathologique.	34,2	»	48,6
Cou-de-pied traumatique.	16,6	»	»
Cou-de-pied pathologique.	19,3	»	»

Que répondre àc es chiffres? Ils établiront, pour tout esprit non prévenu, une différence de mortalite trop considérable.

Recherchons maintenant si nous trouverons, dans les conditions hygiéniques des hôpitaux, la raison de cette différence.

Parmi les hôpitaux d'Angleterre, ceux de King's college, de Saint-Thomas, de Guy's à Londres, et l'Infirmerie royale de Glascow, méritent une mention spéciale.

L'hôpital de King's college à Londres se compose d'anciens bâtiments et de nouveaux pavillons, desquels seuls je m'occuperai.

L'établissement, situé au centre de Londres, est formé d'un grand bâtiment parallèle à Portugal street, et en arrière duquel se trouvent en retour deux ailes moins étendues, renfermant trois étages de salles. Celles-ci sont disposées de la manière suivante :

Une grande salle règne dans chaque moitié de l'étendue du bâtiment principal; sa longueur est de 25 mètres, sa hauteur de 4 mètres 1/2. Cette salle est divisée par une cloison longitudinale percée de deux fausses portes et d'ouvertures en forme de fenêtres, en deux parties communiquant ensemble. L'une, régnant sur toute la longueur du bâtiment et sur une largeur de 7 mètres, renferme quatorze lits; l'autre est subdivisée en deux salles de six lits et un office dans lequel se trouvent une baignoire de marbre, des cuvettes et tout ce qui est nécessaire pour les soins journaliers de la toilette.

Cette grande salle ainsi subdivisée est éclairée par dix-huit fenêtres, neuf de chaque côté, ayant 1^{m},27 d'ouverture, et séparées l'une de l'autre par un intervalle de 1^{m},50. Un lit correspond à chacune de ces séparations. Trois cheminées pour la grande, une pour chacune des petites, donnent un total de six cheminées pour la salle entière. Ajoutons que les corridors et les escaliers sont chauffés également par de vastes cheminées ouvertes, alimentées au charbon de terre.

Les nouvelles salles Philips, Mary et Stephen, de l'hôpital de Guy, présentent la même disposition. Elles sont ventilées naturellement et chauffées par quatre cheminées ouvertes. Il en est à peu près de même pour les nouveaux bâtiments de l'hôpital Saint-Thomas.

De tous les hôpitaux que j'ai visités, celui de Glascow, ou du moins le nouvel hôpital chirurgical que renferme cet établissement, m'a paru le meilleur sous le rapport de l'hygiène hospitalière et de la simplicité avec laquelle on y obtient une ventilation et un chauffage parfaits. Je demande la permission d'entrer sur ce point dans quelques détails en m'appuyant sur quelques-uns des renseignements que m'a fournis la bienveillance de M. le docteur M. Ghie, directeur de l'hôpital, sous la surveillance duquel s'est élevé cet établissement, que j'ai visité avec un grand intérêt le mois d'août dernier, en compagnie de M. de Valcourt, élève de nos hôpitaux.

L'Infirmerie royale de Glascow, fondée en 1792, est située sur les confins de la cité, dans le quartier populeux et pauvre. Placée sur une élévation, près du palais archiépiscopal et contre la cathédrale, elle est éloignée des habitations par un espace considérable. Lors de sa fondation, elle ne renfermait que 150 lits pour une population de 70 000 habitants. En 1815, une aile nouvelle fut ajoutée à l'arrière du bâtiment primitif, perpendiculairement à son centre ; de nouveaux bâtiments séparés des précédents furent encore ajoutés en 1828 et 1832. Enfin, en 1853, alors que le chiffre de la population était monté, en cinquante ans, de 77 000 à 358 926, on décida la création d'un nouveau bâtiment ; commencé en 1859, il fut achevé et inauguré cette année même, le 21 mai. C'est de lui seul que je parlerai.

La façade est en ligne droite ; mais, en arrière, un prolongement de forme quadrilatère renferme les salles destinées aux internes et aux surveillantes. L'escalier est placé au centre de l'édifice ; les salles, au nombre de huit, deux pour chaque étage, s'ouvrent à gauche et à droite. Elles occupent toute la largeur du bâtiment; chacune est éclairée par quatorze fenêtres, sept de chaque côté ; ces fenêtres montent presque au niveau du plafond ; leur base est placée à $1^{m},20$ au-dessus du sol de la chambre

L'espace occupé par elles occupe un tiers de la longueur des murs de façade ; un lit correspond à chaque fenêtre.

La longueur de la salle est de 18m,24, sa largeur de 8m,56, sa hauteur de 4m,25. Sa capacité est, par conséquent, 663 mètres 571 centimètres cubes, et, comme elle renferme 19 lits, dont 3 d'enfants, il en résulte que chaque malade a pour partage 35 mètres cubes d'air atmosphérique (34m,924). Mais cette quantité, déjà suffisante, grâce à la ventilation, est considérablement augmentée, comme on va le voir.

A l'extrémité de la salle opposée à la porte d'entrée s'ouvre un corridor dont la longueur égale les deux tiers de celle de la salle principale. A gauche de ce corridor se trouvent deux chambres destinées chacune à un malade grave ou à un opéré. Chacune d'elles a sa cheminée particulière. La troisième porte donne accès dans une salle très grande éclairée par deux larges fenêtres, chauffée par une grande cheminée. Cette salle sert dans la journée de bibliothèque, d'ouvroir ; c'est le salon de conversation des malades de la grande salle, et tous ceux qui ne sont pas retenus au lit doivent s'y tenir pendant le jour; c'est là également, et sur la table qui en occupe le centre, que les repas sont servis à l'heure réglementaire.

A droite du corridor s'ouvrent successivement : 1° la chambre de la surveillante; 2° l'office ou lavoir ; 3° une salle de bain, renfermant de plus cuvettes, serviettes et tout ce qui est nécessaire pour les soins de la toilette ; des lieux à l'anglaise, tenus dans un remarquable état de propreté, s'ouvrent, non sur le corridor, mais dans la salle de bain. Enfin, au fond du couloir, on trouve la cage de l'escalier mobile, dont la plate-forme s'élève et s'abaisse pour faciliter le transport à tous les étages des malades invalides, des aliments, du charbon, etc.

Ces annexes de la salle principale ont une utilité sur laquelle je n'ai pas besoin d'insister. Augmentent-elles notablement les frais de construction? C'est un point dont je parlerai tout à l'heure.

La moitié de l'étage supérieur est occupée par l'amphithéâtre des cours et opérations, de même que par la salle où se réunissent les médecins. Telle est la disposition de la moitié droite de l'hôpital chirurgical; la moitié gauche, limitée par la rue qui longe d'un côté l'établissement, ne possède pas de salle de réunion ni de chambre séparée; celle dont nous avons parlé est destinée aux malades des deux salles d'un même étage.

Le chauffage est effectué par des foyers ouverts, alimentés au charbon de terre et placés au centre de la salle, à chaque extrémité d'une cheminée quadrangulaire. Ses dimensions lui permettent de contenir dans son épaisseur tous les tuyaux des foyers des autres étages, et un espace de 1 mètre sur 1^{m},20, réservé au centre, est séparé en tubes d'aspiration destinés à enlever des salles l'air vicié par la respiration.

Sur deux des côtés du corps de cette cheminée centrale, et près du plafond de la salle, existe une ouverture qui conduit cet air dans le tuyau à fumée; sur les deux autres côtés, et au même niveau, deux autres ouvertures l'amènent dans les tubes d'aspiration. Si l'on ajoute à ces quatre ouvertures celles des deux cheminées, on aura six orifices pour l'écoulement de l'air vicié de la grande salle, écoulement qui se fait naturellement, la chaleur des foyers suffisant pour échauffer les tubes aspirateurs et déterminer le tirage.

L'air frais entre dans la salle par trente-cinq ouvertures, sans compter les portes. Six orifices (trois de chaque côté), placés dans le plafond, communiquent par un canal placé entre deux planchers contigus avec un orifice s'ouvrant dans la façade.

Les murs, par une disposition analogue à celle qu'emploie le génie militaire dans la construction des magasins à poudre, sont, en quelque façon, dédoublés et interceptent dans leur épaisseur une sorte de canal. Ce canal intra-pariétal, facile à comprendre sur la coupe du bâtiment, s'ouvre au niveau de la partie supérieure et de la partie inférieure des quatorze fenêtres. L'air pénètre ainsi entre les murs et arrive dans la salle par vingt-huit ouvertures placées dans l'angle que forment les murs latéraux avec le plafond et le plancher. Il suffit de lever de 2 pouces la moitié supérieure, de baisser de la même quantité la moitié inférieure de chaque fenêtre pour intercepter l'entrée de l'air par cette voie indirecte. Enfin, au-dessus de la porte, se trouve une large ouverture à claire-voie qu'on ouvre et ferme à volonté. Ces moyens permettent une ventilation graduée de la salle, parfaite, alors même que les fenêtres restent fermées, car l'on a pu ventiler les angles supérieurs et inférieurs là où l'air a de la tendance à séjourner. Le chauffage et la ventilation de chaque salle sont parfaitement indépendants. Les petites salles, la bibliothèque, la chambre de la surveillante, ont chacune leur cheminée et leur fenêtre. L'office, la salle de bain, le water-closet, ont une ventilation séparée.

Les murs des salles sont recouverts d'une couche de ciment analogue au stuc.

L'étage inférieur, placé en sous-sol par rapport au niveau de la rue, comme dans toutes les maisons anglaises, mais éclairé directement, et isolé de toute part par un large fossé qui en fait presque un rez-de-chaussée, renferme la cuisine, le dortoir des infirmiers, la soute aux provisions, etc.

Mais si cet hôpital renferme peu de lits et beaucoup d'espace pour chaque malade, ne doit-il pas coûter un prix excessif, qui rende l'exemple impossible à suivre à nos administrations?

Quoique ne touchant pas directement à la science médicale, ce détail me paraît mériter d'être rapporté, et on lira je pense avec intérêt quelques passages d'une lettre que m'adressait M. le docteur Mac-Ghie, directeur de l'hôpital de Glascow, en réponse aux renseignements que je lui avais demandés.

« Les comptes des dépenses du nouvel hôpital sont maintenant » presque tous rendus : la somme totale sera 13,000 livres sterling (325,000 fr.), comprenant les frais du mobilier. Sur cette » somme, il faut déduire 50,000 fr. pour le terrain et les murs de » clôture, ce qui porte les frais de construction de l'hôpital à » 275,000 fr., y compris le mobilier. Le bâtiment peut contenir » 200 malades; mais en temps ordinaire il n'en renfermera que » 160 seulement, ce qui fait monter le prix de revient de chaque

» lit à 1,375 fr. dans le premier cas, à 1,750 fr. dans le second.
» 2,500 fr. par lit est la limite posée par les architectes anglais.
» Notre bâtiment coûte peut-être un peu moins qu'ailleurs, par
» suite de la facilité que nous avons à nous procurer les maté-
» riaux.

» Notre nouvel hôpital a ses murs recouverts avec le ciment de
» Portland, de Keene; plus cher que le plâtre, il est semblable,
» mais supérieur, au stuc employé à Lariboisière. Comme à Lari-
» boisière aussi, les lits ont des matelas élastiques, excepté les lits
» à fractures, dont le fond est formé par une lame de tôle et dont
» les matelas sont en crin.

» Je vous envoie un exemplaire du budget; ce que je puis dire
» en résumé, c'est que les dépenses, y compris les honoraires des
» employés, les gages et la nourriture des domestiques, le blanchis-
» sage, les frais d'alimentation et de traitement des malades, le
» charbon, le gaz, etc., se sont montées l'année dernière à
» 215,100 fr. (8,604 livres), ce qui donne 57 fr. 20 c. par ma-
» lade.

» La durée du séjour a été de 23 jours pour les malades de mé-
» decine, de 31 pour ceux de chirurgie, de 26 pour ceux des salles
» de fiévreux; moyenne, 26 jours et demi. La journée d'un ma-
» lade revient à 1 shelling 8 d.(2 fr.), à peu près comme à Paris. La
» dépense annuelle d'un lit est de 625 à 750 fr.; elle est, je crois,
» à Londres, de 1,000 fr.

» Vous verrez à la page 21 du compte rendu que la mortalité a
» été en chirurgie de 1 sur 17 chez les hommes, de 1 sur 12 chez
» les femmes; dans les salles de médecine, de 1 sur 9,8 pour les
» hommes, de 1 sur 11 pour les femmes; dans les salles de fié-
» vreux, de 1 sur 5 pour les hommes, de 1 sur 9,9 pour les
» femmes. Plus de la moitié des décès sont dus à la phthisie, aux
» maladies du cœur, à l'hydropisie. »

Tels sont les renseignements *directs* que je me suis procurés sur ce point d'une source irréprochable et indiscutable. Chaque lit du nouvel hôpital de Glascow revient donc, tout compris, à 1,500 fr., chiffre qu'il est curieux de rapprocher de celui de 15,000 fr. qu'a coûté chaque lit de l'hôpital Lariboisière, en prenant pour point de départ 9 millions et en laissant, bien entendu, de côté, dans cette évaluation, le prix du terrain, la dépense totale ayant été, dit-on, de plus de 12 millions.

De sorte que le loyer annuel seul du lit d'un malade, qui revient à Glascow à 66 fr. 40 cent., coûterait à Lariboisière 660 francs.

S'il faut en croire une évaluation prématurée, le nouvel Hôtel-Dieu coûterait une vingtaine de millions, dont sept ou huit inutilement perdus en expropriations pour le placer là où il ne devrait pas être; chaque lit, en comptant sur un chiffre de 600 malades, reviendrait donc à 30,000 fr. Que coûte à Londres un lit d'hôpital? M. le docteur Steele a bien voulu m'envoyer des détails sur les trois hôpitaux de Londres construits récemment, et dans lesquels les malades ont ce qu'ils n'ont pas assez à Lariboisière, de l'air, de la lumière et de l'espace :

King's college, 1,750,000 fr. pour 220 lits, ou 7,954 fr. par lit; Guy's, 875,000 fr. pour 150 lits, ou 5,800 fr. par lit; Saint-Thomas, 1,000,000 pour 200 lits, ou 5,000 fr. par lit.

Il est vrai que les Anglais, avec leur sens éminemment pratique, ont compris qu'il fallait élever des asiles pour beaucoup de malades, et non des palais pour un petit nombre.

Pour suffire à toutes ses dépenses, l'hôpital de Glascow ne puise que dans la charité privée; il me paraît intéressant d'en indiquer, pour cette année, les principales sources. Les ouvriers employés dans les nombreuses manufactures de Glascow, et ceux qui travaillent dans les mines de fer et de houille qui entourent de toute part la ville ont souscrit en 1860 pour 56,285 fr. 40 c.; les capitaines et les équipages des steamers de la Clyde ont donné, dans la même année, 2,844 fr. On voit la large part que prend dans la charité publique la classe ouvrière en Angleterre, puisque ces deux souscriptions réunies montent à 59,129 fr. 50 c.

Il est juste, cependant, de réduire à sa véritable valeur le mérite de ces souscriptions. C'est, en quelque sorte, un payement anticipé des frais de séjour, une assurance mutuelle contre la maladie; chaque atelier, chaque équipage souscrit en nom collectif, et, grâce à cette souscription, il peut envoyer à l'hôpital un certain nombre d'ouvriers et de marins malades.

Les souscriptions reçues d'autres sources atteignent le chiffre de 86,976 fr. 25 c.; dans ce chiffre entrent les contributions payées par les conseils de paroisse pour le traitement des indigents sans ressources et sans amis. (City Parochial Board, 4,025; Barony Parochial Board, 2,225; Govan Parochial Board, 1,525, etc.)

A ces diverses souscriptions, il faut encore ajouter 7,794 fr. de legs particuliers reçus dans l'année, et 47,551 fr. 85 c. revenu de legs reçus antérieurement.

36,093 fr. proviennent du payement par les élèves des frais d'éducation; sur cette somme, la moitié ou 18,046 fr., 50 c. sont partagés entre les professeurs de clinique médicale et chirurgicale.

217,103 fr. 50 c. ont suffi pour donner en 1860 des soins à 3,407 malades reçus à l'intérieur de l'hôpital, donnant un total de 83,418 journées, ce qui porte le prix d'une journée d'hôpital à 2 fr. 59 c. Mais cette somme comprend aussi les frais de médicaments distribués à 10,811 malades, soignés au traitement externe.

APERÇU GÉNÉRAL SUR LES HÔPITAUX ANGLAIS.

Ce qui distingue les hôpitaux d'Angleterre, c'est leur multiplicité et le petit nombre relatif de lits qu'ils renferment.

Londres, Liverpool, Manchester, Édimbourg, Glascow possèdent de grands hôpitaux ; mais, en général, le nombre de ceux qui les habitent est moins grand qu'à Paris. Nous trouvons comme nombre des lits dans les principaux hôpitaux de Londres les chiffres suivants :

Saint-Barthélemy en renferme....	650
Guy's......................	550
Saint-Thomas,................	520
London Hospital	445
Saint-Georges.	350
Mary le Bone.................	320
Middlesex....................	305
Westminster..................	175
Saint-Mary...................	150
King's College...............	120
Charing Cross	100
Hôpital des maladies de poitrine...	80
	3765

Ce qui donne un total de 3765 lits partagés entre douze établissements principaux, car je laisse de côté les moins importants, dont le nombre est considérable.

L'infirmerie royale de Glascow renferme 600 lits pour une population de 358,926 habitants.

A Dublin, le système des petits hôpitaux a prévalu, la ville en possède treize ou quatorze. Voici le chiffre de la population des principaux d'entre eux :

Stevens Hospital renferme.......	250 lits.
Hôpital royal.................	200
Sir Patrick Dun's.............	100
Courty Infirmary..............	112
Adelaïde......................	100
Saint-Patrick.................	80
Mercers.......................	40
	882

Total : 882 lits pour sept établissements. Dublin possède, en outre, un hôpital d'accouchement (Rotundo Hospital) de 140 lits, et un hôpital d'enfants.

Leur multiplicité, le petit nombre de malades qu'ils sont destinés à abriter, ne sont pas la seule différence qui sépare les hôpitaux de Dublin de ceux de l'Écosse et de l'Angleterre. L'indolence, la malpropreté, l'insouciance et la paresse, qui caractérisent, en général, les Irlandais, impriment à leurs hôpitaux, à ceux du moins que nous avons visités, un caractère spécial, qui établit avec ceux du Royaume-Uni une différence aussi profonde que celle qui existe entre les deux peuples auxquels ils sont destinés.

Les nouveaux hôpitaux que j'ai visités sont, pour la plupart, situés sur les limites des villes qui les possèdent. Cette situation a un double avantage : si les quartiers pauvres sont souvent placés au centre et dans le berceau même de la cité, les hôpitaux sont placés là où l'existence d'ateliers, de manufactures, exige leur présence, car c'est là et non dans sa demeure que l'ouvrier devient la victime d'accidents imprévus. A Paris même, j'ai pu constater, pendant mon internat, l'énorme différence qui existe dans le mouvement chirurgical entre Saint-Louis, par exemple, et l'Hôtel-Dieu.

Cette position excentrique, en éloignant l'hôpital du centre des habitations, le place dans de meilleures conditions de salubrité, d'utilité même, et l'on ne perd pas en expropriations des millions avec lesquels on secourerait des milliers de malheureux. Tous les auteurs qui ont écrit sur la construction des hôpitaux recommandent surtout de rechercher pour leur emplacement les collines, les lieux élevés, bien aérés, et d'éviter avec soin les vallées, les bords encaissés des fleuves et les quartiers populeux.

Le mode de construction des hôpitaux anglais, le plan qui a présidé à leur distribution diffèrent évidemment pour chacun d'eux en particulier. Dans quelques-uns, les bâtiments forment un quadrilatère complet, mais composé de bâtiments isolés (Saint-Barthélemy de Londres), ou incomplet par la suppression d'un des côtés (London Hospital). Dans d'autres, ils se rapprochent de la forme de l'H (San-Ambrogio de Milan); du T (ancienne infirmerie de Glascow); de l'X (hôpital Saint-Louis de Turin) D'autres fois, sur le bâtiment principal, viennent tomber perpendiculairement plusieurs ailes plus courtes, disposées d'une manière alterne (Blackburn Infirmary). Cependant, dans ces derniers temps, la création, comme à Lariboisière et à Beaujon, de pavillons séparés, a été le plan adopté à Saint-Jean de Bruxelles; mais à Saint-Thomas, à Guy's, à Glascow, les pavillons sont complétement isolés, de manière à empêcher l'arrivée par les galeries de communication de l'air vicié d'une salle dans l'autre.

Cette disposition, moins commode peut-être au point de vue du service, paraît offrir certains avantages sous le rapport de l'hygiène. La disposition des salles de Beaujon et de Lariboisière, semble réunir les avantages et supprimer les inconvénients des galeries de communication :

Nous leur faisons cependant un reproche, qui s'adresse surtout à Lariboisière. Les galeries de cet hôpital viennent s'ouvrir à leurs deux extrémités, d'un côté à la grille d'entrée, de l'autre au pérystile de la chapelle, de telle sorte qu'il s'établit, l'hiver surtout, entre l'air froid du dehors et l'air chaud des escaliers et des salles, un courant violent et la galerie devient une véritable glacière, qu'il est pour les malades dangereux de traverser. La disposition est bonne, à la condition que ces galeries soient complétement closes l'hiver, complétement ouvertes l'été.

Comme spécimen d'architecture pour de grands hôpitaux, Lariboisière, Beaujon sont construits sur un modèle à suivre au point de vue de l'agencement des pavillons, à la condition de laisser entre chacun d'eux un espace libre égal au moins à leur hauteur.

Je n'insiste pas davantage sur ce point, on trouvera sur cette question tous les renseignements désirables dans les nombreux travaux publiés en Angleterre sur l'hygiène et la construction des hôpitaux, par MM. Robertson, Parkes, Thompson, Brunel, Steele, Mac-Ghie et surtout par Miss Nightingale.

Quel peut être le nombre des étages? M. Malgaigne a montré qu'il serait à désirer que les hôpitaux n'eussent qu'un rez-de-chaussée ou un étage au plus. Cette disposition, excellente pour de très petits hôpitaux, est difficile à mettre en pratique, par suite des frais qu'entraîneraient l'achat d'un immense terrain et la dépense de construction; les fondations d'un bâtiment à un seul étage coûteraient presque autant que le reste de l'édifice.

La plupart des hôpitaux anglais ont trois étages de salles, mais les étages supérieurs sont presque partout réservés aux maladies qui donnent peu de mortalité, la syphilis, par exemple, ou à l'amphithéâtre des cours et des opérations, comme dans les infirmeries royales de Glascow et d'Édimbourg. L'existence de plates-formes mobiles enlève tout l'inconvénient qu'aurait, sans cela, le transport des opérés à l'étage supérieur.

La situation des corridors par rapport aux salles est une question dont on s'est également préoccupé en Angleterre; il est important que l'air et la lumière puissent arriver des deux côtés de la salle. Si la largeur du pavillon oblige à le couper en deux dans le sens de sa longueur, comme à Westminster, à Woolwich, si sa longueur dépasse les dimensions d'une salle, et oblige à diviser ce pavillon en plusieurs chambres communiquant par un corridor commun, comme à Rotterdam, à Édimbourg et à Dublin, les malades ne reçoivent plus que d'un seul côté l'air et la lumière. Sous ce rapport, la disposition adoptée dans le nouvel hôpital de Glascow et à Saint-Thomas nous paraît la meilleure. La cloison médiane de King's College et de Guy's ne remédie pas à l'inconvénient, et laisse subsister celui de la réunion d'un trop grand nombre de malades dans un même lieu.

La division en petites salles est le mode qui semble prévaloir en Angleterre. Mais il faut s'entendre sur la valeur du mot. On a rejeté aujourd'hui partout les salles de 78 malades, comme à Sainte-Marthe de l'Hôtel-Dieu, de 84, comme à Saint-Louis, d'un nombre au moins égal, comme à la Charité ; mais on a rejeté également le système des chambres de 6 à 8 malades, ainsi que cela existe encore dans l'ancien bâtiment de Saint-Thomas et dans quelques hôpitaux de Dublin. Les salles construites depuis dix ans renferment un minimum de 13 et un maximum de 25 à 30 malades.

Il serait très intéressant d'étudier, au point de vue de l'influence que peut avoir l'étendue de la salle, le chiffre de la mortalité dans les divers hôpitaux de Paris. Dans l'état actuel des choses, une comparaison est impossible, car elle ne porte que sur l'ensemble du service, et l'on sait quelle différence existe dans la nature des lésions chirurgicales traitées à Saint-Louis, à Beaujon, et les affections soignées à la Charité et à l'Hôtel-Dieu. En l'absence de détails sur le nombre et la nature des opérations pratiquées dans les divers services, nous ne pouvons tirer aucune déduction légitime du tableau suivant, que nous empruntons au dernier compte rendu administratif :

Hôpitaux.	*Mortalité pour* 100.
Saint-Louis	11,98
Maison de santé	12,72
Lariboisière	15,32
Necker	15,70
Saint-Antoine	16,49

Hôpitaux.	*Mortalité pour* 100.
Beaujon	17,14
Pitié	17,56
Cochin	18,17
Hôtel-Dieu	21,64
Cliniques	27,37
Charité	35,27

La question de l'encombrement des salles me paraît dominer toutes les autres. Ne voulant m'appuyer que sur des chiffres authentiques, et bien que j'eusse fait moi-même, cette année, ces mensurations avec tout le soin possible, j'ai écrit à Londres et à Glascow, et j'ai reçu des médecins chargés de la direction des hôpitaux de King's College, de Saint-Thomas et de Glascow, MM. Guy, Steele, Whitefield, Mac-Ghie et Chatto, bibliothécaire du collége des chirurgiens d'Angleterre, les mensurations que j'ai déjà rapportées en partie.

Ne prenant que l'évaluation en mètres cubes pour chaque malade, je trouve les chiffres suivants :

London Hospital	47,6
Saint-Thomas	49,3
Saint-Barthelemy	47,2
Glascow	49,4
King's College, anciennes salles	49,0
— nouvelles salles	70,0

Si nous comparons avec ces chiffres ceux de quelques-uns de nos hôpitaux proposés pour modèle, Beaujon par exemple, nous arrivons aux résultats suivants :

Ces salles, dont M. Gosselin a bien voulu me communiquer les mesures qu'il a fait prendre lui-même, ont 18 mètres de longueur sur $9^{m},90$ de largeur et $4^{m},36$ de hauteur, ce qui nous donne une capacité de 776 mètres cubes pour 18 malades, ou 43 mètres cubes pour chacun d'eux. Il y a donc entre les nouvelles salles de King's College et celles de Beaujon une différence de près de moitié.

La différence avec Lariboisière, quoique moins grande, est encore sensible. Les salles de Lariboisière ont 38^{m},50 de longueur et 5^{m},21 de hauteur; leur capacité est donc de 1,785 mètres cubes pour 34 malades ou 52 mètres cubes par malade, chiffre notablement inférieur à celui de 70.

Mais il ne serait pas juste de prendre pour base de comparaison les salles récemment construites, et dont la capacité est jusqu'à présent exceptionnelle. Nous rapportons surtout ces chiffres pour montrer la voie dans laquelle sont entrés nos voisins dans la construction de leurs nouveaux hôpitaux; car le chiffre de 49,4 donné par Glascow doit être presque doublé, le cubage de la salle commune, des dépendances n'entrant pas dans cette évaluation.

Quelle est la capacité de la plupart des salles des hôpitaux de Paris? Je dois à la bienveillance de M. le professeur Malgaigne la communication de ces mensurations, prises, sur sa demande, en 1841, lors de la publication de son travail sur les hôpitaux de Paris.

Hôpital de la Pitié.

NOM de la salle.	NOMBRE de lits.	MÈTRES CUBES D'AIR pour chaque lit.	NOMBRE de croisées.
Saint-Antoine	20	30,93	10
Saint-Louis	40	51,82	22
Saint-Gabriel.	40	44,24	22
Saint-Jean	24	40,80	11
Saint-Augustin	32	52,03	16
Saint-Philippe	10	36,72	10

Hôpital Saint-Antoine.

Saint-François	38	41,60	28
Sainte-Marthe	22	36,21	12

Hôtel-Dieu.

NOM de la salle.	NOMBRE de lits.	MÈTRES CUBES D'AIR pour chaque lit.	NOMBRE de croisées.
Sainte-Marthe	78	55,60	10
Saint-Charles	21	55,03	12
— (annexe)	4	43,36	1
Saint-Jean.	20	55,77	12
Hôpital Beaujon.			
Grandes salles	18	43	8
Petites salles.	2	35,38	1
Hôpital des Cliniques.			
Salle des femmes.	22	31,42	20
Salle des hommes	9	65,94	4
—	12	52,91	4
—	12	52,91	4
Bicêtre.			
Première salle	50	32,90	26
Pavillon	12	24,61	4
Charité.			
Sainte-Vierge et Saint-Jean. . .	82	55,20	
Sainte-Catherine et Sainte-Rose.	52	47,70	
Salpêtrière.			
Sainte-Anne	30	12,09	2
Saint-Antoine	24	70,88	14
Saint-Michel	12	41,13	3

La moyenne de ces chiffres serait donc, pour Paris, de 44m.c.,76 d'air par malade; elle serait, pour les hôpitaux anglais que j'ai cités, de 52m.c.,08.

Mais je n'attache pas à cette évaluation plus d'importance qu'elle ne mérite; elle est évidemment insuffisante, car elle ne porte pas sur un assez grand nombre d'hôpitaux étrangers. Quoi qu'il en soit, après avoir suivi pendant plusieurs mois ceux de Londres, après avoir visité la plupart des grands établissements hospitaliers de l'Angleterre, il m'est resté cette impression très vive et très nette que l'espace laissé entre les lits est beaucoup plus grand dans les hôpitaux anglais que dans les nôtres, même en tenant compte de l'illusion que peut produire l'absence des rideaux.

Lorsqu'on entre pour la première fois, en Angleterre, dans une salle d'hôpital, la première impression que l'on reçoit est défavorable. Les salles paraissent vastes, mais nues, et beaucoup plus tristes qu'à Paris. Plusieurs causes tendent à produire cet effet. Les lits sont bas, généralement en fer, recouverts d'une toile à carreaux bleus et blancs, presque toujours sans rideaux qui, lorsqu'ils existent, sont attachés au mur autour d'un demi-cercle de fer. Les lits n'ont qu'un seul matelas de laine, mais comme leur fond est presque toujours formé par une toile tendue, on y est assez bien couché. Les couvertures sont en laine et en coton, les draps en toile blanche. Cependant les lits de nos hôpitaux sont incontestablement bien meilleurs. L'aspect même des malades contribue encore à assombrir le tableau; la vaste et chaude capote grise dont la sollicitude de l'administration couvre et protége ses pensionnaires, est inconnue en Angleterre; chaque malade garde ses vêtements, quelquefois ses haillons.

Mais une fois que l'habitude a émoussé cette sensation pénible, on n'est plus frappé que des avantages que ces hôpitaux présentent au point de vue de l'hygiène.

Les salles n'ont point cette odeur que l'on retrouve même à Lariboisière, et cependant il n'existe point d'appareil particulier pour le chauffage et l'aération.

Chauffage. Le chauffage est obtenu, dans presque tous les hôpitaux que j'ai visités, par la combustion du charbon de terre dans de vastes cheminées ouvertes. Chaque salle en possède toujours au moins une, quelquefois trois ou quatre. Le feu est toujours allumé, l'été comme l'hiver ; mais quand il fait chaud, celui de l'office l'est souvent seul, et toujours les fenêtres de la salle sont largement ouvertes, même pendant la visite. Le même système sert pour le chauffage des corridors et des escaliers, il y a des cheminées même dans les vestibules d'entrée ; cependant les escaliers de London hospital, mais les escaliers seuls, sont chauffés par des conduits qui viennent aboutir et se recourber en serpentins dans une sorte de cage de fonte. Ce système de tubes appartient au genre des appareils à circulation d'air chaud ou d'eau chaude ; il n'y a pas de bouches de chaleur, l'air ambiant circule et s'échauffe autour des tubes. L'hôpital Saint-Jean, de Bruxelles, est, dans sa totalité, chauffé de la même manière, par circulation d'eau chaude.

Ce système de chauffage, par de larges et grandes cheminées chauffées au charbon de terre, peut être beaucoup plus cher que ceux employés à Lariboisière, par exemple ; mais, au point de vue de la chaleur, il est complétement suffisant, et il a un avantage dont il faut bien parler. Qui de nous voudrait, au lieu du foyer domestique, s'asseoir avec sa famille autour d'un de ces gros cylindres de cuivre, bien luisants, bien jaunes, recouverts de sable et percés de trous par lesquels s'échappe une chaleur humide et désagréable? Il suffit, quel que soit le moyen, de chauffer le travailleur ; il ne suffit pas de chauffer le malade, il faut chercher à diminuer pour lui la tristesse et la solitude des salles.

L'administration de nos hôpitaux en chauffe ainsi quelques-uns ; nous citerons avec éloge le pavillon Saint-Mathieu, à l'hôpital Saint-Louis.

Aération. — A la question de chauffage se rattache directement celle de l'aération. Pas plus que pour le chauffage, on n'emploie en Angleterre d'appareil ventilateur mécanique ou autre. L'air, appelé par le tirage des cheminées, allumées, comme je l'ai dit, une au moins par salle et en toute saison, entre librement de l'extérieur comme dans nos appartements par les jointures des portes et des fenêtres. Les expériences de M. Grassi n'ont-elles pas, du reste, montré que c'est par là que, à Lariboisière même, pénètre dans les salles, plus de la moitié de l'air qui y entre ? Mais ce qui suffit dans nos habitations particulières, ne suffit point aux hôpitaux ; il faut, dans quelques cas, souvent même, une ventilation plus énergique, une prise d'air plus considérable ; elle est obtenue par une disposition très ingénieuse, c'est celle qui existe à l'infirmerie de Glascow, et que j'ai rapportée tout à l'heure. Guy's, Saint-Thomas de Londres, sont ventilés d'une manière analogue.

La ventilation et le chauffage artificiels ont-ils des avantages au point de vue de l'hygiène ? On serait tenté d'en douter, si nous comparons les choses les mieux comparables, c'est-à-dire les services de médecine de nos différents hôpitaux au point de vue de la mortalité. Nous voyons Lariboisière l'emporter sur tous les autres, et Beaujon venir en troisième ligne. C'est encore dans le dernier compte rendu administratif que nous puisons ces documents :

Lariboisière ,	1 décès sur	......	5,83	malades.
Pitié,	—	......	6,97	—
Beaujon ,	—	......	7,10	—
Cochin ,	—	......	7,16	—
Charité,	—	......	7,90	—
Hôtel-Dieu ,	—	......	8,14	—
Necker,	—	......	8,29	—
Saint-Antoine,	—	......	8,41	—

Le chauffage direct au charbon de terre dans de grandes cheminées ouvertes peut coûter plus cher ; mais, d'après tout ce que j'ai vu, il me paraît de beaucoup préférable à tout autre ; je crois également malheureuses les tentatives de ventilation artificielle. Sommes-nous bien certains que cet air échauffé par ces divers procédés n'ait pas subi des modifications que ne peuvent nous faire apprécier les expérimentations physiques ou chimiques, mais que semblent nous révéler les sensations désagréables, pénibles même, que nous éprouvons lorsque nous sommes près d'une de ces ouvertures qui vomissent des torrents d'air chaud ?

La question est d'autant plus importante, que nos voisins, séduits par des vues théoriques et ne sachant pas si nous en sommes ou non satisfaits, discutent en ce moment l'opportunité de l'application du système van Ecke à la ventilation de leurs futurs hôpitaux.

Quelque parfaite que soit, dans les hôpitaux anglais, la ventilation naturelle, elle n'empêcherait pas la mauvaise odeur si les soins hygiéniques et de propreté n'étaient rigoureusement observés.

L'absence de rideaux me paraît une excellente chose, en n'emprisonnant pas le malade au milieu de l'atmosphère viciée qu'il s'est créée autour de lui, et en n'empêchant pas la ventilation générale. On invoque, pour leur défense et leur conservation, la pudeur; mais les rideaux n'existent pas en général, même en France, dans les casernes, les dortoirs des pensionnats et même des couvents. Quand les nécessités de la pratique forcent à découvrir certaines régions, lorsqu'il faut cacher aux autres malades la vue d'une agonie, les rideaux appliqués lorsqu'ils existent aux murs de la salle, un large paravent quand ils manquent, créent à volonté un isolement suffisant. Du reste, on peut sur ce point s'en rapporter à la pudeur, sinon à la pruderie d'un peuple chez lequel le chirurgien est parfois réduit à opérer une fistule vésico-vaginale à travers le trou fait à une alèze.

Rien d'inutile dans les salles; on ne voit pas en Angleterre le chevet du lit des malades garni de provisions de toute sorte ; on ne voit pas à côté de lui un meuble dans lequel se confondent pêle-mêle sa pipe, son tabac, ses souliers, son pain et son urinoir. Les repas sont servis à heure fixe ; et les malades viennent manger en commun à la table servie au milieu de la salle, ou au réfectoire qui y est annexé ; le repas fini, la table est desservie, et si la faim se renouvelle trop tôt, la surveillante donne, si elle le juge convenable, un supplément de vivres.

« L'épreuve du réfectoire a été faite à Lariboisière, et, dit

M. Davenne, elle n'a pas réussi. » Cela ne saurait étonner. Ces réfectoires de Lariboisière sont au rez-de-chaussée; on y arrive en traversant une galerie qui l'hiver est, au dire même des administrateurs, une véritable glacière; il n'y a pas seulement des inconvénients, il y a du danger à ce qu'un malade descende du troisième étage, et sorte d'une salle bien chauffée pour venir s'exposer, même pendant quelques minutes, à un courant d'air violent. Il faut que la table soit servie à des heures réglementaires dans la salle, ou mieux, quand cela est possible, dans une de ses dépendances.

On ne trouve pas non plus dans les salles ces mannes remplies de linges à pansement, de charpie souillée de pus, qui y séjournent en dépit de toutes recommandations des médecins ou des directeurs. Simplicité dans les pansements, telle est la règle; un peu de *lint* suffit à tout dans la plupart des cas. Souillé ou non, aussitôt enlevé de la plaie, il est jeté au feu toujours allumé dans la salle. L'excellente thèse de M. Topinard renferme sur les pansements tous les renseignements dans le détail desquels je ne puis entrer.

On accorde également un soin tout particulier aux objets de literie. Lorsqu'un malade vient à mourir, les matelas sont toujours enlevés de la salle, la laine en est lavée, cardée, et c'est en quelque sorte un matelas nouveau qu'on rapporte dans la salle.

Les parquets sont le plus souvent construits en sapin rouge ou en bois de chêne. Ils ne sont pas cirés, mais lavés, non à grande eau, mais à l'éponge, d'une blancheur et d'une propreté hollandaise.

Cette manière de faire supprime à la fois les inconvénients de l'humidité et ceux des poussières que soulève le frottage de nos salles.

Les lieux d'aisances, qui doivent être à portée des malades, mais séparés des salles, comme à Glascow, à King's college, sont abondamment pourvus d'eau, et tenus dans un remarquable état de propreté, qu'il serait difficile, sinon impossible d'obtenir de nos malades.

Régime. — Le régime alimentaire est excellent ; les extra sont à la volonté des médecins que ne retiennent aucun règlement administratif, et qui peuvent donner à tous leurs malades, s'ils le jugent convenable, du sucre dans leurs tisanes en même temps que des côtelettes. Les malades reçoivent de la bière, du vin et du cognac très employé en Angleterre, malgré son prix élevé, dans le traitement consécutif aux opérations, concurremment avec les opiacés.

Il n'existe d'autre cahier de visite que celui d'observation médicale, parfaitement tenu par un élève spécial, spécialement rétribué. Quant aux cahiers tels que nous les connaissons en France, ils manquent complétement. Au lit de chaque malade se trouvent deux pancartes : l'une porte la mention de l'alimentation, l'autre les prescriptions. Pas de bons signés ou écrits, même sous peine de nullité, par le médecin lui-même. Cette habitude, cette absence si l'on veut de contrôle, cette confiance, il faut bien le dire, nous l'avons retrouvée partout : en Angleterre, en Écosse, en Belgique, en Italie ; nous ne croyons pas cependant y avoir rencontré plus de probité qu'en France.

Les malades font trois repas par jour : le déjeuner, le dîner et le souper. La portion entière réglementaire, sans extra, laquelle est presque toujours donnée en chirurgie et souvent avec supplément, se compose généralement d'une demi-livre de viande, une livre de pain, un litre de pommes de terre, un litre de gruau, un quart de litre de lait.

Le service des salles est fait par les médecins et chirurgiens assistés de leur adjoint (*Assistant Surgeon*), de l'interne (*House Surgeon*), des panseurs (*Dressers*). Une salle n'est pas spécialement affectée à tel ou tel chef de service ; le jour d'entrée du malade décide en général du choix du chirurgien ; le malade entrant est placé dans le premier lit vacant, de telle sorte que, dans une salle de King's college, le n° 1 sera soigné par M. Fergusson, le n° 2 par M. Partridge, le 3 et le 4 par M. Bowman, le 5 par M. Fergusson, etc. Impraticable en France, cette disposition permet en Angleterre une excellente habitude. Dans la plupart des hôpitaux, les opérations non urgentes sont faites à un jour déterminé : le jeudi par exemple à Saint-Georges ; or, la veille de ce jour, le chirurgien traitant montre à ses collègues, en présence des élèves, le malade qu'il se propose d'opérer le lendemain ; le malade examiné, on se retire à l'amphithéâtre, et là, toujours en présence des élèves, on décide, dans une sérieuse et instructive consultation, de l'opportunité et du choix de l'opération. On voit facilement de quelles garanties une telle pratique entoure et protége le sort des malades.

Le service des salles est partout fait par des femmes (*Nurses*). Les surveillantes, bien rétribuées, entourées d'une considération qu'elles savent mériter, m'ont paru aussi attentives qu expérimentées ; elles ont sous leurs ordres des infirmières, également plus payées qu'à Paris. Chacune d'elles est, en général, chargée de donner ses soins à douze ou quinze malades.

Hôpitaux spéciaux. — On ne trouve que très exceptionnellement des hôpitaux d'accouchement, plus rarement encore des hôpitaux d'enfants. Cependant il existe sur les bords de la mer, à Margate, un bel hôpital que nous avons visité avec un vif intérêt, et qui reçoit les enfants scrofuleux des hôpitaux de Londres, lorsqu'on croit l'air de la mer et les bains nécessaires à leur guérison ou à la consolidation de leur convalescence. Cet hôpital, existant depuis longtemps, a une utilité sans conteste, et l'administration française a suivi avec bonheur, sur ce point l'exemple de l'Angleterre.

Mais à Londres, comme dans toute l'Angleterre, les femmes en couches, les enfants sont reçus dans tous les hôpitaux. Chaque service de médecine et de chirurgie renferme un certain nombre de lits d'enfants, soit mêlés à ceux des adultes, soit réunis dans une salle spéciale, comme cela existe à London hospital dans le service de M. Curling.

Cependant cette dernière disposition est l'exception. Les tout jeunes enfants, quel que soit leur sexe, sont reçus dans les salles de femme, et les malades ont réellement pour eux des soins maternels. Au-dessus de l'âge de six ou sept ans, les petits garçons entrent dans les salles d'hommes.

La question de l'existence des asiles spéciaux réservés à l'enfance, celle de la dissémination des enfants malades dans les hôpitaux généraux, ont une gravité suffisante pour autoriser un examen rapide. Non-seulement l'administration défend le système de la spécialisation, mais elle veut encore l'étendre à la création d'hôpitaux nouveaux. Il y a là un immense danger que n'a pas aperçu M. Davenne.

Il existe à Londres, a dit l'honorable directeur général des hôpitaux, un hôpital destiné aux enfants, mais de création récente. Ce qui prouve l'excellence et l'utilité de cette mesure, c'est qu'elle a obtenu les suffrages de tout le corps médical.

Je combats d'autant plus vivement les idées émises par M. Davenne que j'ai pour leur auteur le respect et la profonde estime que commandent des services rendus avec un dévouement et une abnégation que nous connaissons tous. Mais c'est parce que la haute intelligence, la probité et la grande expérience de M. Davenne donnent plus de poids à ses paroles et à ses opinions que je tiens à combattre par des faits ce que je crois être une erreur.

Il y a à Londres un hôpital d'enfants ; il n'existait pas lors de mes premiers voyages, en 1856 et 1858 ; je ne l'ai pas visité cette année, n'en ayant pas entendu parler ; je ne puis donc qu'admettre son existence, sans discuter son organisation ; mais ce que je sais, c'est que cette mesure n'a pas obtenu les suffrages de tout le corps médical, ou, si l'on veut même, du corps médical anglais.

J'ai souvent causé de cette spécialisation avec des chirurgiens et des médecins d'hôpitaux de Londres et d'autres villes d'Angleterre ;

tous y voient de grands dangers et la repoussent. Faut-il un document officiel? le voici, et je le prends encore dans le rapport de 1861, du comité médical de l'infirmerie de Glascow. En réponse à une offre d'argent pour la construction d'un bâtiment spécial affecté au traitement des maladies de l'enfance, le comité répond ceci :

« Avec trente grandes salles et cinquante-six petites, chacune contenant d'un à trois lits, nous pouvons avec peu et même sans inconvénient, fournir cent lits et plus pour le traitement des enfants, que nous pouvons disséminer dans l'hôpital, suivant la nature des maladies, et *remédier ainsi aux dangers reconnus* (*acknowledged evils*) *résultant de la réunion d'un grand nombre d'enfants malades* (page 2). »

Ceux qui connaissent l'Angleterre savent très bien comment s'y créent les hôpitaux, dispensaires, infirmeries. Il y en a plus de 100 à Londres, renfermant quelquefois 3, 4 ou 6 lits seulement. Un particulier qui a vu en France des hôpitaux d'enfants, a l'idée d'en créer un de 2 ou de 200 lits; rien ne l'empêche de le faire, s'il est assez riche pour cela. Un médecin désire avoir un hôpital spécial, il envoie des circulaires dans lesquelles il vante les bienfaits de la spécialisation; s'il trouve des adhérents et des souscripteurs, l'hôpital d'enfants se fonde.

Un médecin a publié des travaux, remarquables et remarqués, sur une partie limitée de l'art de guérir. Des personnes, mues par la charité, et désirant étendre aux pauvres les bienfaits de la science, et d'une pratique éclairée, se réunissent pour trouver l'argent nécessaire, et l'hôpital d'enfant sort encore de ce troisième mode de procéder.

Il existe à Birmingham un dispensaire pour le traitement des maladies des dents (*the Birmingham and Midland Counties Dispensary for Diseases of the Teeth*), ayant son président (sir John Ratcliff), son secrétaire, ses dentistes traitants et consultants, son trésorier, ses banquiers, son conseil d'administration. Un NATIONAL DENTAL HOSPITAL, situé *Great Portland Street*, à Londres, a été inauguré le

11 novembre 1861 sous la présidence du docteur J. Brady, membre du Parlement. Cela prouve-t-il qu'il faille créer en France un hôpital spécial pour les névralgies et les caries dentaires, et, de ce que cet hôpital existe, s'ensuit-il qu'il a l'approbation de tout le corps médical anglais?

Il existe à Londres un hôpital d'enfant; je le veux bien; il en existerait dix que cela ne prouverait rien contre l'opinion que je veux appuyer par des faits.

L'administration craint la promiscuité; elle remplace la famille et doit veiller à la moralité des enfants qu'on lui confie; ce sont des sentiments qui rencontreront toujours l'approbation des gens de bien; nous devons y applaudir et non les combattre. Le plus grand argument est la promiscuité des âges; n'existe-t-elle donc qu'entre l'adulte et l'enfant? Il faut, dans cette grave question des hôpitaux, descendre au fond des choses, chercher la vérité, et, en évitant au même degré la pruderie et le cynisme, chacun doit faire appel à ses souvenirs, se rappeler ce qu'il a vu depuis le collége jusqu'à l'hôpital des enfants.

Nous devons sans doute chercher à moraliser l'enfance, mais n'oublions pas non plus que les administrations hospitalières, que les médecins ont un premier devoir à remplir : guérir les malades qu'on leur confie. CUIQUE SUUM.

La réunion des enfants dans un hôpital spécial a t-elle quelque influence sur la mortalité? C'est un fait qui paraît ne pouvoir être révoqué en doute. Interne à l'hôpital Saint-Eugénie en 1854, j'ai été frappé de l'effroyable mortalité qui pèse sur le jeune âge, alors même que, cédant aux instances de parents dénués de toutes ressources, on reçoit ces enfants peu ou pas malades dans les salles. Bientôt ils y contractent une de ces fièvres éruptives qui y règnent en permanence, et, s'ils échappent à l'une, à peine convalescents ils en contractent une autre qui cette fois les emporte. Cet inconvénient n'existe plus au même degré dans les salles d'adultes, peu disposés, on le sait, à contracter ces maladies par voie de contagion de l'enfance. Mais ce n'est pas tout; la statistique officielle de l'administration constate pour 1859, dans nos hôpitaux d'enfants, une mortalité effrayante, bien supérieure à celle des adultes, alors qu'en ville cette mortalité est moindre sur les enfants du même âge, c'est-à-dire de deux à quinze ans.

La mortalité générale a été, à l'hôpital Sainte-Eugénie, en 1859, de 1 sur 6,51 ; à l'hôpital des Enfants malades, de 1 sur 6,78.

Qu'est-elle en Angleterre ? A l'hôpital de Guy, pendant une période de sept ans (1854-1860), elle a été de 1 sur 11,43 seulement (384 morts sur 4,392 enfants malades) ; elle a été, à l'infirmerie de Glascow, en 1860, de 1 sur 15,54.

Ici encore une comparaison rigoureuse est impossible; car, si nous possédons pour l'Angleterre le détail des maladies qui font la base de la statistique, cet élément analytique nous manque à Paris.

Un fait cependant doit nous frapper : les opérations réussissent bien plus facilement sur l'enfant que sur l'adulte; c'est un point sur lequel insiste avec raison l'habile et dévoué chirurgien de Sainte-Eugénie, M. Marjolin ; et cependant la mortalité des services de chirurgie, alors qu'elle est, à Paris, dans les hôpitaux d'adultes, de 1 sur 19,18 descend, pour celui des enfants malades, à 13,86, et, pour Sainte-Eugénie, à 15,10. Elle y est donc supérieure à celle des adultes.

A Guy, où les enfants sont mêlés aux adultes, la mortalité est de 1 sur 11, c'est-à-dire inférieure à celle des adultes, qui a été de 9,61. Il y a là matière à examen, d'autant plus que, à Paris, nos hôpitaux d'enfants renferment beaucoup de chroniques, lesquels donnent peu de mortalité, et qui sont soignés à Londres au traitement externe, sans entrer dans les salles de l'hôpital.

Voilà le fruit de la réunion des enfants dans un même lieu. Est-ce une raison pour supprimer les hôpitaux d'enfants? Non, mais c'est une raison pour les modifier.

Ceux que nous appelons *chroniques* exigent des soins particuliers, moraux, médicaux et hygiéniques, pendant la longue durée de leur séjour à l'hôpital. La gymnastique leur est non-seulement utile mais nécessaire ; pour eux l'hôpital spécial ; pour les *aigus*, la dissémination ; c'est ce qui existe à Londres.

On parle de moralité, et l'on a raison ; mais ne serait-elle pas sauvegardée en créant dans chaque établissement, comme cela existe à *London hospital*, un service de 20 à 25 lits seulement, réservé uniquement à l'enfance ?

Cette mesure concilierait les intérêts de l'humanité avec ceux de la science, car je n'oublie pas que c'est à la spécialisation que nous devons les remarquables travaux de Rilliet, Legendre, ceux de M. Blache, et de mon cher et vénéré maître M. Barthez.

Quand bien même on suivrait exactement l'exemple de nos voisins, en permettant l'entrée des enfants dans les salles d'adultes, quelle objection valable peut-on faire à cette mesure ? Ouvrons à l'enfance les portes de nos hôpitaux généraux, et ne substituons pas nos règlements aux droits sacrés de la famille. Laissons les asiles spéciaux à ceux qui préfèrent la morale ; laissons les autres à ceux qui préfèrent le salut de leur enfant.

Femmes en couches. — Il est une autre espèce d'établissements spéciaux contre l'existence desquels je m'élève cette fois d'une manière absolue, ce sont les hôpitaux destinés aux femmes en couches. La mortalité a été, en 1859, dans la proportion suivante :

Maternité, 1 sur 13,31 accouchées ; Cliniques, 1 sur 32,62 accouchées.

Est-il besoin de rappeler les effroyables épidémies qui forcent presque chaque année l'administration à fermer la maternité ? En Angleterre, il y a aussi des établissements spéciaux, mais les femmes en couches sont reçues dans les hôpitaux ordinaires ; la mortalité y est-elle plus ou moins grande ? Ici les choses sont comparables, je ne puis mieux faire que de laisser parler les chiffres, qui vont avoir leur éloquence, et je me borne à traduire un passage du compte-rendu de l'hôpital de Guy, compte rendu que M. Davenne montrait, il y a quelques jours à l'Académie, et qu'il citait comme un argument en faveur du système de spécialisation, sans se douter certainement qu'il renfermait sa condamnation sans appel.

« La table suivante donne un résumé des cas soignés dans les » salles d'accouchements de l'hôpital, pendant ces sept dernières » années :

» Nombre des accouchées, 11,928 : naissances simples, 11,800; » gémellaires, 128 ; total des enfants, 12,056. Sur ce nombre, » 6,069 garçons et 5,446 filles vivaient au moment de la nais- » sance; il y eut 541 mort-nés, dont 326 garçons et 215 filles. » Sur le nombre total des naissances, il y eut 11,668 présentations » naturelles et 388 vicieuses ; ces 388 se divisent ainsi : 162 pré- » sentations des fesses, 101 des pieds, 51 des bras, 34 de la face, » 6 du tronc et 12 du placenta,

» Sur les 11,928 accouchées, il y en avait à leur :

1er accouchement	....	1,762		*Report*....	11,812
2e	— ...	1,910	13e	accouchement....	48
3e	—	1,806	14e	—	30
4e	—	1,508	15e	—	14
5e	—	1,308	16e	—	12
6e	—	1,035	17e	—	4
7e	—	850	18e	—	4
8e	—	597	19e	—	2
9e	—	443	20e	—	1
10e	—	280	21e	—	0
11e	—	186	22e	—	1
12e	—	107			
	A reporter....	11,812		TOTAL....	11,928

» Parmi les mères, il y eut 36 morts amenées par les causes » suivantes : 14 par péritonite, 7 par hémorrhagie utérine, 3 par » rupture de l'utérus, 1 par métrite, 1 par phthisie, 1 par choléra, » 2 par pneumonie, 1 par fièvre, 2 par maladie de Bright, 2 par » infection purulente et 2 par éclampsie. »

Tels sont les faits; je n'ai pas besoin d'en tirer les conséquences.

Il existe à Londres surtout des hôpitaux spéciaux pour le traitement des maladies des yeux, de la phthisie, du cancer, de l'épilepsie, etc. Leur nombre est assez considérable, mais cela tient, comme je l'ai déjà dit, à la manière dont se fondent les établissements hospitaliers.

Le petit nombre de lits que renferme chaque hôpital, ne permettrait de secourir qu'un nombre très restreint de malades, s'il n'existait un service extérieur, sorte de consultation, mais pour lequel les malades sont immatriculés comme ceux des salles.

Ce service, fait par les médecins de l'hôpital, permet d'étendre considérablement les secours médicaux. C'est ainsi que l'hôpitade Westminster, qui ne contient que 175 lits, a donné à l'extérieur pendant l'année 1860, non-seulement des conseils, mais des soins, à 20,000 consultants.

Tels sont brièvement quelques-uns des principaux renseignements que donne sur la question d'hygiène hospitalière l'examen rapide de l'état des hôpitaux anglais. Comme on le voit, les choses sont différentes à Paris, mais cela tient moins à notre organisation hospitalière qu'à l'esprit même de la nation.

Ces différences dans la construction, l'aménagement des hôpitaux expliquent-elles seules la diminution relative de la mortalité en Angleterre après les amputations ? Je ne le pense pas. Si j'ai cité comme modèle quelques hôpitaux, je dois ajouter que ces établissements sont de date toute récente. Les nouveaux bâtiments de Guy's, de Saint-Thomas, sont élevés depuis la création de l'hôpital Lariboisière. Ceux du King's college viennent à peine d'être terminés ; le nouvel hôpital chirurgical de Glascow n'a été inauguré que le 21 mai dernier. Quant aux autres, sauf une légère différence dans le nombre proportionnel des lits, un chauffage naturel au charbon de terre, ils ne sont guère meilleurs que les nôtres, et la différence de mortalité date de longtemps. Si on ne peut l'attribuer uniquement aux conditions que je viens de signaler, il faut bien la chercher dans une observation plus stricte, de ces mille précautions, insignifiantes séparément, mais qui, réunies, acquièrent une grande importance. Le traitement, d'après tout ce que j'ai vu, doit aussi y avoir sa part.

La réunion immédiate, souvent obtenue, mais cherchée dans des conditions à pouvoir l'obtenir, en procédant au pansement quelquefois après plusieurs heures, les pansements réduits à une grande simplicité, une forte, très forte alimentation après les opérations, l'usage des toniques, des alcooliques même à hautes doses, mais aux opiacés. Toutes ces conditions m'ont paru avoir une influence notable sur l'abaissement de la mortalité, et l'on voit pratiquer journellement en Angleterre des opérations telles que les résections articulaires, l'ovariotomie, qui effrayent jusqu'à présent, et peut-être à juste titre, les chirurgiens français éclairés sur leur gravité, par la gravité déjà trop grande d'opérations qui paraissent et sont peut-être moins graves.

La solution du problème ne me paraît donc pas appartenir seulement à l'administration.

Je crois, d'après ce que j'ai vu, qu'il serait utile d'examiner au point de vue de la construction de nos nouveaux hôpitaux, la question de chauffage et d'aération. Je donne, quant à présent, la préférence aux moyens naturels avec d'autant plus d'apparence de raison, que, sans même aller chercher en Angleterre des points de comparaison, nous voyons à Paris le chiffre de la mortalité être plus élevé à Lariboisière et à Beaujon dans ces hôpitaux mêmes où les moyens artificiels sont employés.

La question d'encombrement doit aussi attirer vivement l'attention ; comme les autres, elle rencontrera des obstacles à sa solution.

Sans doute il serait utile de diminuer le nombre des lits de chacune de nos salles, mais nos hôpitaux sont déjà insuffisants. N'ayant point de maisons de refuge, l'administration ne peut se refuser à recueillir dans les hôpitaux, des malades peu gravement atteints quelquefois, mais qui, s'ils trouvent à la consultation de l'hôpital un remède à leurs maladies, n'y trouvent point le remède à la misère qu'entraîne l'incapacité de travail.

En commençant, comme en continuant ces recherches sur les conditions hygiéniques des hôpitaux étrangers, je n'ai pas eu pour dessein, il n'est pas besoin de m'en défendre, de chercher à attaquer une administration à laquelle je suis heureux d'avoir appartenu, et à laquelle je devrais, si ma voix n'était si peu autorisée, adresser des éloges. Agir autrement serait faire preuve non-seulement d'injustice, mais d'ingratitude. Car si le niveau général de l'éducation médicale est supérieur en France, à ce qu'il est partout en Europe, même en Angleterre, c'est surtout à l'administration des hôpitaux de Paris que nous le devons. C'est en voyageant à l'étranger que j'ai vu combien tous nous devions de gratitude à cette administration qui, en consacrant, en conservant le concours, cette sauvegarde du travail, excite l'émulation de tous, parce qu'elle permet à tous un succès légitime et donne à ses élus, maîtres ou élèves, une consécration que ne saurait donner la faveur.

Ce que je dis pour les médecins je puis aussi le dire pour les hôpitaux. Le concours ouvert en 1848 par l'administration sur le meilleur mode d'aération et de chauffage applicable à l'hôpital de Lariboisière, prouve toute sa sollicitude.

Les hôpitaux anglais me paraissent, en beaucoup de points, meilleurs que les nôtres; l'administration ne le savait pas, je dirai presque ne pouvait pas le savoir. La question de mortalité est du domaine de la médecine, et non dans les attributions administratives. Nous perdions beaucoup de malades, mais il semblait que c'était là une chose toute naturelle. Comme les médecins, l'administration devait croire nos hôpitaux meilleurs que tous les autres, je le croyais moi-même, lorsqu'en 1856 je fis mon premier voyage, et ce n'est qu'en 1859 que j'ai publié les premières statistiques comparatives. Aujourd'hui nous sommes prévenus; l'expérience malheureuse de Lariboisière, de Beaujon, ne doit pas être perdue, au moment où il s'agit de créer de nouveaux hôpitaux, et nous pouvons dire à l'administration centrale : Vous êtes entrée dans une bonne voie en mettant au concours les plans de l'Opéra ; ce que vous avez fait pour augmenter les plaisirs du riche, faites-le pour sauver la vie du pauvre. Mettez au concours entre les architectes les plans d'un hôpital. Vous avez une Académie de médecine composée de l'élite des médecins et des hygiénistes, les seuls juges compétents ; soumettez-leur des projets, qu'ils puissent les discuter, les modifier, les approuver ; c'est leur droit, c'est aussi votre devoir, et si le succès ne couronne pas cette tentative, vous n'en aurez pas moins mérité des éloges, car vous aurez fait tout ce que vous pouviez faire.

Cependant, et j'espère sinon l'avoir montré, du moins l'avoir indiqué, il existe maintenant à l'étranger des sources où le médecin, mieux encore peut-être que l'architecte, pourrait aller puiser des indications, car dans l'aération des salles tout ne se réduit pas à avoir un courant d'air plus ou moins fort, et l'on ne pourrait pas, comme l'a dit un membre de la commission de Lariboisière, mettre le malade dans une boîte, pourvu qu'on y injectât assez d'air.

Du reste, la question de l'hygiène des hôpitaux se réveille en Angleterre même, par suite de la démolition et de la reconstruction de l'hôpital Saint-Thomas, à Londres, renversé par l'extension de la station de London bridge, et nous pourrons bientôt profiter sur ce point des nouvelles recherches de nos voisins.

Quant à moi, j'avais constaté dans le chiffre comparé de la mortalité après les amputations une différence notable au désavantage de la France. J'ai cru que cette différence pouvait tenir à des conditions moins parfaites de nos hôpitaux, et aussi, il faut bien le dire , dans le traitement employé après les amputations, j'ai cherché à m'éclairer en allant aux sources mêmes.

Il est des travaux qui méritent à leurs auteurs des encouragements et des éloges ; il en est d'autres qui ne leur promettent que des ennuis ou des dangers. La prudence me conseillait de me taire ; le devoir m'oblige à parler ; car ce n'est pas dans la chaleur d'une improvisation, mais après douze ans d'études ou de service dans les hôpitaux de Paris, après trois voyages en Angleterre, après sept mois employés à parcourir et à étudier les hôpitaux de la Grande-

Bretagne ; c'est après trois ans de réflexions sur un sujet qui m'a vivement préoccupé, que je dis à mon tour :

Les conditions hygiéniques des établissements hospitaliers (infirmeries et hôpitaux) sont, sur presque tous les points, meilleures en Angleterre qu'à Paris, et nos hôpitaux ne valent pas *pour les malad s* ceux du Royaume-Uni. A ceux qui, systématiquement voudraient le nier, je dirai :

S'il est quelque état physiologique ou morbide pour lequel la comparaison soit possible et exacte, pour lequel on ne puisse invoquer une différence de pratique, pour lequel enfin l'influence des conditions hygiéniques de l'hôpital se fasse mieux sentir, c'est l'état puerpéral. Eh bien ! dans un hôpital de Londres, à Guy's, pendant une période de sept années, et sur un chiffre de 11,928 accouchées, il en est mort une sur **331** ; il meurt, depuis dix ans, à la Maternité de Paris, une femme sur **13**.

Paris — Imprimerie de L. Martinet, rue Mignon, 2.

www.ingramcontent.com/pod-product-compliance
Ingram Content Group UK Ltd.
Pitfield, Milton Keynes, MK11 3LW, UK
UKHW032007260826
14628UKWH00005B/2337

9 782014 030280